DEUXIÈME COUP-D'ŒIL

SUR

LA FOLIE.

DEUXIÈME COUP-D'ŒIL

SUR LA FOLIE,

OU

EXPOSÉ DES CAUSES

ESSENTIELLES

DE CETTE MALADIE;

Suivi de l'Indication des divers Procédés de Guérison.

PAR P.-A. PROST,

Docteur en Médecine; de la Société de Médecine de Paris; de celles de Médecine et d'Agriculture de Lyon, etc.

———

A PARIS,

DE L'IMPRIMERIE DE D. COLAS,

Rue du Vieux-Colombier, N° 26, faub. St.-Germain.

1807.

ÉTABLISSEMENT

D'UNE MAISON

POUR LE TRAITEMENT DES ALIÉNÉS,

Sise à Montmartre, banlieue de Paris.

Dans le grand nombre des maisons destinées à recevoir les aliénés, il en est quelques-unes où ces malades sont traités ; dans beaucoup d'autres, ils n'y sont qu'éloignés de la société, ils n'y reçoivent aucun secours, aucun traitement propre à les arracher à leur triste état. Nous avons vu naguères les malheureuses victimes de la maladie qui occasionne l'aliénation mentale, repoussées par les plus absurdes préjugés, et traitées avec l'insouciance et l'impéritie les plus révoltantes.

Grâces en soient rendues à quelques sages, amis de l'humanité, le sort de ces malades est changé en beaucoup d'endroits. De nos jours une doctrine s'est établie, des méthodes ont été suivies ; la science en a cherché les règles, et une philantropie éclairée en a dirigé l'application. C'est à MM. *Pinel* et *De Coulmiers* que la reconnaissance publique doit des hommages pour ce bienfait. Il est grand sans doute par les résultats déjà obtenus; mais il est plus grand encore par ceux que promet à la société l'heureuse influence de l'émulation qu'il a fait naître.

L'un des premiers, j'ai essayé de répondre à cet appel fait par la science et l'humanité, en publiant dans différens ouvrages des vues nouvelles sur les causes de l'aliénation mentale et sur le traitement qu'elles indiquent. L'étude des anciens auteurs qui ont écrit sur cette maladie, l'ouverture des corps, les observations puisées dans ma propre pratique, les méditations et les rapprochemens auxquels je me suis constamment livré, m'ont convaincu que de nouveaux chemins pouvaient conduire plus sûrement au but que l'art de guérir se propose d'atteindre et vers lequel l'humanité le dirige.

Dans l'ouvrage que j'ai publié il y a quelques années, sous le titre de *Médecine éclairée par l'observation et l'ouverture des corps*, j'ai établi des principes fondamentaux auxquels j'ai donné de plus grands développemens dans l'*Essai physiologique sur la sensibilité*, imprimé peu de tems après. Ces deux premiers ouvrages, composés dans l'intention de rattacher à la science médicale les phénomènes que présente l'ouverture des cadavres, et toutes les connaissances dont les sciences naturelles se sont enrichies depuis peu, ont préparé les matériaux et fourni les preuves de la doctrine que j'ai ensuite cherché à établir dans *le Coup-d'œil physiologique sur la folie*, publié l'année dernière, doctrine à laquelle les observations consignées dans le *second Coup-d'œil*, qui paraît aujourd'hui, donneront une force que l'esprit de système ou l'entêtement de la routine s'efforcerait en vain de combattre.

Ainsi conduit par la direction donnée à mes études et par l'exercice d'une pratique dans laquelle j'ai eu le bonheur d'obtenir quelques succès, à m'occuper plus particuliérement des aliénés, je me trouve aujourd'hui dans l'obligation de répondre à la confiance publique en me consacrant entiérement au traitement d'une des plus cruelles maladies auxquelles l'espèce humaine soit sujette.

En cédant au vœu de ceux qui m'honorent de leur confiance et aux conseils d'amis éclairés, j'éprouve, qu'il me soit permis de l'avouer, que la plus précieuse des récompenses attachées à des travaux utiles, est la considération publique; et que le plus puissant des encouragemens, est l'espoir de faire quelque bien.

J'ai donc formé un établissement pour le traitement des maniaques et de toutes les affections nerveuses. Cet établissement est fait dans une maison (1) très-spacieuse, située à Montmartre, peu éloignée de la barrière de Paris. Un jardin fort étendu et des plus agréables, une distribution intérieure des plus convenables, un aspect qui présente les scènes douces et variées de la nature : tout m'a paru se réunir pour le but que je me propose, et auquel l'expérience m'a prouvé qu'on n'arrive point si l'on néglige de s'entourer d'un appareil de choses disposées avec intelligence, et préparées pour l'usage que les divers états de la maladie prescrivent. Tant de causes

---

(1) Cette maison, très-connue, est celle qu'on nomme *Folie-Cendrin*, *maison des Rochers*.

morales jettent dans cette déplorable situation ! Tous les extrêmes se réunissent pour donner lieu à la folie, et la folie précipite à son tour sa victime dans tous les extrêmes. L'investigation de ces causes doit souvent être dérobée au malade ; la connaissance qu'il en aurait, pourrait en accroître les effets.

Cette maladie présente des phénomènes dont les causes cachées ne se développent qu'à celui qui les recherche avec le calme d'un esprit observateur, dégagé de tout système ; mais ces causes, il n'appartient pas à la médecine seule de les combattre ; le traitement moral est quelquefois plus efficace que les secours de l'art. Alors que les documens et les prescriptionsde la science n'ont point d'application, la morale et la philantropie offrent au médecin des moyens dont son cœur peut seul diriger l'emploi. Etre médecin n'est donc point assez auprès d'un fou ; il faut être par caractère disposé à cette douce bienveillance qui, ne se démentant jamais, inspire et fixe la confiance du malade et l'amène à faire sans effort ce qui convient à son état.

Je connais toutes les difficultés de la tâche que je m'impose, et je l'entreprends avec la confiance que rien de ce qui pourra m'aider à la remplir ne sera négligé par moi. Celui qui se consacre à la direction d'un pareil établissement doit être à la fois le médecin, l'infirmier, l'ami, le consolateur, le confident de ses malades. Toujours au milieu d'eux, les observant, les dirigeant, épiant leurs dispositions secrettes, il doit mettre à profit toutes les circonstances, toutes les actions, tous les mouvemens qui, quoiqu'en apparence indifférens, décèlent aux yeux de l'observateur éclairé des causes profondément cachées.

Le médecin que ces pénibles devoirs n'effrayeront pas, trouvera bien dans ses dispositions à les remplir l'espérance encourageante d'obtenir quelques succès ; mais, il faut oser le dire, ses efforts seront vains et son dévouement stérile, s'il n'a pas fait une étude profonde des lois par lesquelles la nature soumet tous les êtres à l'action de quelques causes générales en petit nombre ; s'il méconnaît l'influence qu'exercent sur chacun d'eux les corps environnans, et celle qui s'établit réciproquement entre toutes les parties constituantes d'un même corps ; les relations secrètes des organes, et le mode particulier de correspondance d'après lequel ils agissent les uns sur les autres, et chacun d'eux sur le corps entier ; si enfin l'observation des faits et ses méditations n'ont pas découvert à ses yeux les phénomènes cachés de cette correspondance.

Le traitement suivi dans l'établissement que je viens de former offrira, je l'espère, la preuve que ces considérations ne sont pas vaines, et je suis fondé à croire que les résultats que j'en obtiendrai contribueront à établir une doctrine dont j'ai puisé les principes dans l'étude des phénomènes que présente l'ouverture des cadavres, dans mes propres expériences, et dans la longue observation des maniaques.

Pour éviter aux personnes qui m'honoreront de leur confiance un déplacement qui serait inutile, si elles arrivaient chez moi au moment où les devoirs de mon état m'en auraient fait sortir, je les invite à m'informer à l'avance, par écrit, du jour où j'aurai l'honneur de les recevoir.

Je prie aussi ceux qui m'adresseront des consultations, de les faire écrire, autant que possible, par une personne de l'art. Il est essentiel que les symptômes sous lesquels la maladie se manifeste soient développés avec précision, et d'une manière qui permette de connaître le véritable état du malade.

Dans l'un et l'autre cas, les lettres qui me seront adressées doivent être affranchies.

PROST,

Docteur en médecine, à Montmartre, maison des Rochers.

DEUXIÈME COUP-D'OEIL

SUR LA FOLIE.

Voir et réfléchir sont les seuls moyens de parvenir à la connaissance de la nature dans toutes les sciences qui ont pour objet la recherche des phénomènes qu'elle présente. Plus on avance dans l'investigation des causes qui les produisent, et plus on est obligé de reconnaître qu'*un petit nombre de lois règle tout; que quelques moyens simples produisent tous les effets; que dans la santé comme dans les maladies, tout se rapporte à quelques vérités fondamentales, à quelques lois primitives qui doivent être la source de toutes nos théories, le pivot de toutes nos doctrines.*

Qu'a-t-on fait jusqu'ici pour arriver à la connaissance de la manie, ou plutôt à celle des causes qui développent et entretiennent cette maladie ? Les faits, les mieux connus même, ont-ils suffi pour éclairer la doctrine médicale, et tracer une route dans laquelle le médecin ne puisse s'égarer?

Telles furent les premières questions que je me fis en me préparant à l'étude des affections nerveuses en général et de la manie en particulier. En examinant ces deux questions, je fus frappé de l'incohérence des faits remarqués et de celle des idées qu'on en avait prises. En poursuivant mes recherches, je crus apercevoir une multitude de choses échappées à la légéreté avec laquelle on procède trop communément à l'ouverture des cadavres, et je ne tardai pas à me convaincre qu'on ne devait espérer aucune amélioration dans le traitement de la manie et des affections nerveuses, tant que les véritables causes de ces maladies resteraient cachées sous un voile que l'amour-propre et l'entêtement de la routine ne permettaient pas de soulever. Fort de la conviction acquise dans l'observation des maniaques, et par l'ouverture d'un grand nombre de cadavres, je manifestai des idées nouvelles. Les oppositions s'élevèrent, j'y répondis par par des faits : je ne convainquis point les personnes intéressées à écarter toutes les idées qui ne sortent pas de leur tête ; mais j'éveillai l'attention des hommes instruits et disposés à observer avec bonne foi et sans prévention ; leurs suffrages honorables furent la première récompense de mes travaux, ils ont soutenu mon zèle et encouragé mes efforts : je leur offre ici le tribut de ma reconnaissance.

Dussé-je revenir sur ce que j'ai déjà dit ailleurs, je crois qu'il n'est pas hors de propos de commencer cet ouvrage par des considérations générales et succinctes qui éclaireront le sujet particulier sur lequel je cherche à répandre quelque lumière.

Notre corps et un composé d'organes différens qui agissent ensemble, les uns par les autres, pour un but commun et par une cause générale. Il existe en nous une telle liaison dans nos mouvemens, une telle harmonie, qu'il n'y a pas une opération qui ne tende à en provoquer une ou plusieurs autres. Mille causes concourent en même tems à faire varier la même fonction, laquelle peut encore varier de mille autres manières : la cause produit l'effet, et l'effet devient cause : c'est ainsi, par exemple, qu'un appétit quelconque fait couler des fluides dont l'effet est d'exciter, de diminuer, de modifier cet appétit. Le goût

provoque la salive, la salive provoque d'autres excré-
tions : ainsi se lient nos fonctions, des moindres aux
plus grandes, chacune d'elles influe sur le tout; ce
sont autant d'espèces de commotions qui se com-
muniquent à tous les corps qui concourent à notre
structure. Un grand point pour faire des progrès dans
la physiologie et dans la médecine, c'est de saisir
la chaîne de ces relations. Il suffit de réfléchir, de
raisonner un peu pour avoir la conviction que cette
chaîne doit être l'objet principal des recherches, et
des méditations de celui qui veut connaître l'homme
sain, comme de celui qui cherche à savoir en quoi
consiste le trouble principal qui donne lieu à une
maladie.

Ou je me trompe fort, ou cette proposition, intel-
ligible à tout le monde, ne peut trouver de contra-
dicteurs. Dès-lors il est absolument prouvé que les
premiers pas à faire dans la recherche des troubles qui
provoquent le délire, doivent être dirigés dans le sens
suivant lequel nos organes agissent les uns sur
les autres. En supposant la folie un état différent
de l'état naturel (supposition fort simple), nous devons être persuadés que pour juger l'un, il faut connaître l'autre : or c'est par l'étude de l'ordre qui règne
en nous pendant la santé, que nous devons commencer l'étude de la manie.

Qu'a-t-on fait au premier âge de la médecine
pour savoir en quoi consistent les causes organiques
de la folie ? On a dit : ce désordre est celui du cerveau; donc c'est le cerveau qui en est le siége; dès-
lors la tête est devenue l'objet de tous les regards,
de toutes les recherches. A-t-on aperçu quelque
particularité dans le crâne, dans les méninges, dans
la substance cérébrale, aussitôt on en a fait une cause
de folie; cela était tout simple, puisque malgré toute

l'attention avec laquelle on inspectait cette région; on ne découvrait rien autre de particulier. Combien n'a-t-il pas fallu de tems à ceux qui, dans toutes sortes de maladies, n'étendaient point leurs recherches à tous les organes, pour découvrir que ce qu'ils prenaient pour des choses particulières à cette maladie se manifestait dans tous les états de la vie! Combien d'erreurs on eût évitées, si étudiant l'économie animale avec un esprit plus philosophique, d'après des observations plus exactes et mieux dirigées, on eût dit : « le sujet qui nous occupe est un » composé d'un nombre considérable de corps qui » agissent les uns sur les autres et se provoquent » d'une extrémité à l'autre ; » si on eût observé les douleurs de tête, les troubles de l'esprit qui accompagnent si souvent une mauvaise digestion ; les relations qui ont lieu entre l'organe de la pensée et ceux de la génération, la peau, le goût et tant d'autres ; si on eût un peu remarqué les sympathies réciproques des organes soumis à la volonté ,et avec les organes qui agissent sans le concours de l'entendement ?

Au lieu de s'appliquer à la recherche des causes de l'ignorance dans laquelle on est resté relativement à à la manie, on a copié ce qui avait été dit ; et quoiqu'environné de motifs, certes bien propres à faire sortir les médecins de cet engourdissement héréditaire, on les a négligés au point de n'en tirer presque aucun parti.

Le fait le plus constant aujourd'hui parmi ceux qui ont voulu connaître les causes de la folie, c'est que les dispositions particulières du crâne et certaines petites affections du cerveau ou des méninges, auxquelles beaucoup de personnes ont attribué cette maladie, ont souvent lieu sans aucun trouble de l'esprit, et que la plupart du tems on ne distingue aucun désordre dans toute la tête sur le cadavre des maniaques. Il n'en faut pas davantage sans doute pour faire penser que la manie peut bien être une affection sympathique, l'effet de quelque lésion éloignée de la tête. Que cette idée ne soit encore qu'un soupçon, quoiqu'il soit dû à une réflexion judicieuse; j'y consens ; mais combien ce soupçon acquiert de probabilité à mesure qu'on examine cette foule de faits qui, chez l'homme vivant et sur le cadavre, viennent nous éclairer sur la dépendance sous laquelle le cerveau est placé, et combien de circonstances se réunissent pour lui donner le caractère d'une vérité.

Une des sympathies qui frappent le plus dans le jeu de nos organes, c'est celle du cerveau et des sens avec les organes glanduleux. Cette sympathie est si puissante qu'elle lie avec une grande force les opérations qu'on nomme organiques, vitales ou involontaires avec les opérations de l'esprit; et qu'elle met sous une dépendance réciproque, le cerveau, le foie, les testicules, la matrice, l'estomac, les intestins, tous les viscères enfin qui sont en partie composés de membranes, de glandes muqueuses, et l'organe de la pensée. Cette dépendance se manifeste par des effets tout à fait différens, en raison de ce que la lésion est particulière à la partie muqueuse ou à la partie séreuse de ces organes. C'est dans cette relation sympathique précisément que nous découvrons une partie des causes générales qui déterminent et entretiennent la folie. Aussi dirons-nous que la route la plus sûre pour arriver à la source de cette maladie, c'est de porter ses regards, dans l'état de santé, sur les relations réciproques des organes; c'est là que nous découvrirons les premiers rayons de

2

lumière qui peuvent éclairer ce sujet, et nous guider sûrement dans d'autres recherches.

Avons-nous du chagrin, du plaisir même, les larmes coulent : la salive, le lait, le sperme fluent et ont des caractères différens suivant les sensations et les passions. Le sperme séjourne-t-il dans ses réservoirs, la passion de l'amour s'éveille, et nous éprouvons des désirs qui seraient nuls sans l'action de ce fluide sur les vésicules et sur toute l'économie. Les passions paraissent donc essentiellement influencer et activer les sécrétions muqueuses, tandis que ces sécrétions provoquent les passions.

Cette correspondance, facile à démontrer pour certains organes, ne l'est point également pour quelques autres, tels que le pancréas et le foie ; cependant nous savons que la bile coule dans des quantités différentes, que sa nature varie à l'infini, en raison de l'état de l'esprit. La tristesse, l'inquiétude, le chagrin, les travaux, les veilles prolongés déterminent un changement plus ou moins grand sur la sécrétion de cette liqueur : les troubles qu'elle éprouve deviennent des causes de maladie ; ils donnent lieu à d'autres troubles qui en provoquent d'autres encore. Tous ces troubles sont certainement une suite des lois de notre organisation ; on ne peut en assigner les causes sans une parfaite connaissance des fonctions et de la sympathie des organes pendant la santé. Que de maladies différentes résultent de cet ordre de lésions de nos fonctions ! et comment séparer ces maladies de leur principe ? comment les suivre jusqu'à leur source, si on ne connait le jeu sympathique des diverses parties de notre corps ?

N'ai-je pas raison, d'après tous ces faits, de dire que dans la recherche des causes de la manie, l'ouverture des cadavres, l'inspection même de tous les organes, ne suffisent point à celui qui ne lie point aux faits que peut découvrir cet examen, la connaissance nécessaire des lois générales de la nature, et de la correspondance de nos organes? Pourquoi, dans la théorie de la manie, vouloir restreindre dans un espace aussi étroit que la tête, les résultats successifs d'un nombre plus ou moins considérable d'opérations dépendantes de l'harmonie même de toute la nature? Voyez ce qui se passe dans tous les âges, suivez les révolutions de l'économie animale, méditez un peu; méditez sur-tout, et bientôt vous découvrirez un champ vaste dont les limites ne se montrent point à votre œil surpris. Au lieu de cette stérilité qu'a toujours offerte l'inspection de la tête et du cerveau dans la manie, vous trouverez une multitude de faits qui s'expliquent les uns par les autres; et vous déplorerez les effets de cette longue ignorance et de cette routine opiniâtre, qui, fixant les regards et les recherches sur l'organe cérébral, les a trop long-tems détournés d'un des points les plus lumineux et les plus féconds en résultats : je veux dire la correspondance du cerveau avec les organes muqueux.

L'homme délire pour la première fois, à un âge avancé; il délire tout à coup, en un instant, sur un seul point; cela ne suffit-il pas pour indiquer une cause passagère, une cause différente de celles qu'on cherche dans le crâne; une cause enfin qui dépend des premiers caractères qu'acquiert le principe de vie à sa source?

Pourquoi la folie est-elle quelquefois intermittente, périodique? pourquoi révient-elle à la même saison? quels rapports y a-t-il donc entre notre machine et les révolutions de la terre? Soit que nous connaissions le mode de ces rapports; soit qu'ils res-

tent cachés sous un voile impénétrable , ils n'en
existent pas moins : voilà un fait certain et, assez
positif. pour nous prouver qu'il y a diverses causes
à saisir, que ces causes tiennent aux lois de notre
organisation, aux lois même de la nature entière ;
et que c'est dans ces lois que nous devons chercher
les lumières principales qui pourront nous guider.

Oui, sans doute, osons le dire, on s'est trompé
dans l'étude de la folie, dans celle de toute la médecine, dans celle de la physiologie, on s'est trompé
toutes les fois qu'on n'a pas commencé cette étude
par l'examen philosophique de toute la nature ; toutes
les fois qu'on ne s'est pas pénétré d'abord de cette
vérité, que tout ce qui est dans le monde existe par
une force, par un pouvoir, par un moyen absolus ;
qu'il y a rapport entre toutes les parties de l'univers,
comme il y a rapport entre toutes les parties de
notre corps. L'étendue de nos relations ne doit-elle
pas être un des objets de la plus haute considération
dans la recherche des causes qui produisent les divers
états dont nous sommes susceptibles ? Cependant il
est hors de doute que cette cause, que nous pouvons
appeler générale , est encore liée à d'autres causes
qui sont particulières, puisque tous les hommes n'é-
prouvent pas également les mêmes influences, quoi-
que placés dans des circonstances semblables.

Les organes volontaires sont quelquefois les premiers agens du trouble qui nous fait délirer ; d'autres
fois, c'est dans l'estomac et les intestins qu'agissent
les premières causes de ce trouble. La lésion, la souf-
france de toutes les parties du corps peuvent donner
lieu au même effet. Mais , je le répète , quel que soit
ce premier sujet , il n'est vraisemblablement qu'un
anneau d'une chaîne qui suit la direction des sympathies naturelles à nos organes ; et , dans tous les cas ,

les causes de la folie doivent être cherchées dans celles qui mettent en mouvement les ressorts principaux de notre machine. Les causes sur lesquelles on s'arrête ordinairement le plus , ne sont que consécutives , ne forment qu'un point très-petit d'un espace très-étendu ; elles tiennent à un grand nombre de mouvemens divers.

Pour se convaincre de cette vérité , il suffit d'observer un instant ce qui se passe en nous dans des circonstances de même nature que celles qui précèdent si souvent la manie. Le désordre des facultés intellectuelles porte dans la région de l'estomac un changement tel qu'une sensation étrangère s'éveille dans cette région , les fonctions de la digestion sont ordinairement troublées ; une chaleur plus ou moins vive s'en dégage , les intestins se resserrent, leur spasme cause la constipation ; les urines deviennent plus rares et rougeâtres ; divers autres troubles , sans doute se mêlent à ceux-ci , mais restent voilés à nos sens ; néanmoins il appartient à l'œil attentif d'en découvrir , presque toujours quelques-uns , que ne voient pas ceux qui traitent tout avec légéreté. Ces symptômes divers font reconnaître des troubles qui se suivent et semblent dépendre les uns des autres. Ce n'est pas qu'il soit toujours possible d'en démontrer rigoureusement la succession , ni de dire exactement quels sont ceux de ces troubles qui ont précédé les autres ; souvent même il semble que le délire , que je crois presque toujours provenir de l'action immodérée des organes du ventre sur le cerveau , ait lieu sans qu'aucun trouble se soit manifesté dans la région abdominale ; mais dans ces cas-là même, on ne pourrait pas affirmer que la lésion d'une de ces parties n'a pas précédé le désordre de l'esprit ? Il faut convenir au moins que souvent on se tromperait, puisque lors même que rien n'a annoncé cette marche dans les troubles de l'économie, ces lésions se rencontrent presque toujours sur les cadavres.

Je pense bien qu'on ne m'objectera pas que les cadavres de beaucoup de maniaques ont été ouverts sans qu'on ait reconnu ces lésions abdominales, car je répondrais : on ne les a point examinés avec cet esprit de doute qui est le premier pas vers la vérité; la plupart du tems même on n'a point ouvert les organes dans lesquels ont eût trouvé ces lésions.

Je ne dis pas que lorsque l'estomac, le foie, les intestins et les autres viscères muqueux du ventre sont lésés dans leurs fonctions, le délire a lieu, mais bien lorsque le mode de cette lésion est tel que la correspondance de ces viscères avec le cerveau est exaltée à un tel point, troublée de telle manière, que l'état particulier qui en résulte pour les uns et pour les autres de ces organes, les met, sous le rapport de leurs relations sympathiques, dans le cas de se déterminer réciproquement à agir très-particuliérement, à produire enfin les symptômes de la manie.

Cent maladies différentes peuvent avoir le même siége, sur-tout si ces maladies sont du genre de celles qu'on nomme nerveuses, lesquelles consistent principalement dans le trouble des propriétés et dans une sorte d'exaspération des attributs organiques. La même lésion pourra donner lieu à autant de maladies que les organes pourront éprouver de variétés dans leur manière d'agir et de sentir. Ce qui arrive en ce cas peut être comparé à ce qui se passe chez un homme qui, d'abord faible parce qu'il a besoin d'alimens, mange, boit et recouvre ses forces; et qui, continuant de manger et de boire, s'affaiblit de nouveau, s'enivre, délire, tombe et offre les dispositions les plus opposées à celles qu'il avait auparavant. Il en est encore ainsi des divers états de l'homme qui se met en colère ; ses forces se raniment dans cette action, elles augmentent à un point quelquefois extraordinaire ; et le changement qu'il éprouve produit souvent un véritable délire : il se passe dans les organes la même chose que dans la folie ; le foie, vivement ému par les passions, par les agitations de l'esprit, il survient un changement dans la sécrétion de la bile ; cette liqueur est plus abondante, son écoulement est accéléré, ses attributs sont différens.

La bile s'échauffe, dit fort bien le vulgaire ; une sorte de combustion s'en empare ; le feu qu'elle répand produit le même effet que le principe du vin quand il se dégage dans l'estomac ; il se mêle à toutes les humeurs, il se joint au principe de vie et en change bientôt l'action. Ce qui arrive chez l'homme dans cette circonstance peut être comparé à ce qui a lieu quand on frotte un plateau électrique ; tout l'appareil en communication se charge ; et chaque système se charge plus ou moins en raison des dispositions où il se trouve. La bile, le sperme étant comme l'*amalgame* qui favorise le dégagement du principe nerveux, les intestins, l'estomac, les vésicules séminales sont les premiers à sentir cette influence ; souvent il en résulte des lésions directes, des inflammations, des excoriations de ces viscères, une susceptibilité telle enfin de leur tunique interne, qu'ils portent sympathiquement le cerveau, les sens, les muscles volontaires à des actes plus ou moins immodérés.

Les principes émanés des liqueurs muqueuses, de la bile sur-tout, sont des réactifs qui se joignent au principe de la vie, du mouvement et du sentiment ;

ils troublent d'autant plus cet esprit qu'ils sont plus ardens. Le système abdominal est une batterie dans laquelle s'accumulent ces fluides perturbateurs pour se porter de-là sur la tête.

Il faut avoir exécuté avec soin les ouvertures de cadavres, avoir examiné avec attention l'estomac et les intestins dans les maladies qu'on nomme en général nerveuses, pour se faire une idée des changemens dont est susceptible la bile dans les viscères de la digestion. Les anciens, moins anatomistes que nous, mais meilleurs observateurs, avaient bien remarqué que la bile varie sous l'empire des passions, et l'esprit sous le pouvoir de cette liqueur ; ils la nommaient atrabile dans le cas de quelques déjections de matières noirâtres. *La bile vous a donc remués*, disaient-ils souvent à ceux qui étaient vivement agités ?

Voulons-nous nous satisfaire plus complètement sur ce sujet, c'est-à-dire sur les rapports qui ont lieu entre l'organe biliaire et celui de la pensée ? étendons nos recherches, nos observations, nos méditations ; observons l'homme dans tout le cours de la vie, et nous verrons que l'âge, que le tempérament, où l'organe biliaire, ainsi que toutes les glandes muqueuses, acquièrent et jouissent de quelque énergie, sont des époques remarquables par le ton que prend alors l'esprit, par l'ardeur des passions. La nature a voulu sans doute que les organes auxquels est confiée la sécrétion des liqueurs les plus énergiques, de celles qui répandent avec abondance les moyens du mouvement, fussent participans aux passions et adhérassent étroitement aux opérations de l'esprit, afin qu'il y eût accord entre la production des moyens utiles à l'exécution de ces opérations, et ces opérations elles-mêmes. C'est ainsi, par exemple, que les passions, qui supposent de grands mouvemens, se font particuliérement sentir sur le foie et les organes génitaux, chargés de sécréter des liqueurs de la plus grande importance pour tous ces mouvemens; tout le prouve, même la nullité, au moral comme au physique, de l'homme auquel on a enlevé les organes reproducteurs, ainsi que l'activité du jeune homme qui commence à être animé par la force spermatique. On peut citer de même l'ardeur de tout le corps quand les organes génitaux sont particuliérement stimulés, et la prostration générale qui succède à l'éjaculation. Combien d'autres preuves nous pourrions donner pour faire voir que ce n'est pas seulement dans la manie que les organes du ventre jouent un rôle principal sur les facultés de l'entendement et de la volonté, et sur les passions, mais que le trouble que portent les organes dans la tête est une suite des lois de l'organisation animale. Quel n'est pas en effet l'affaissement ou le désordre des idées quand la digestion est pénible, au moment où l'émétique tourmente l'estomac? Les migraines ne sont-elles pas toujours d'une manière plus ou moins sensible produites par un trouble de la digestion? et puisqu'enfin en tant de circontances l'ouverture des cadavres prouve que l'estomac est lésé sans qu'aucun symptôme l'ait positivement annoncé, pourquoi cela 'n'aurait-il pas lieu en bien des cas où nous ne soupçonnons pas même cette cause, ainsi que le démontreront quelques observations que je vais rapporter?

Le sujet qui nous occupe ici n'est donc pas un fait particulier, mais un point de doctrine de la plus haute importance concernant la physiologie; il s'agit de découvrir et de démontrer, par tout ce que peut nous fournir l'observation, la correspondance qui existe entre les viscères du ventre et la tête, entre les organes intellectuels et volontaires, et ceux de la région épigastrique. Ce sujet, déjà approché de tant de manières, doit aujourd'hui comprendre tous les faits qui peuvent l'éclairer; nous devons en faire un article essentiel de la science de l'homme, et le discuter à la fois comme anatomistes, comme médecins, comme physiologistes. Ce n'est point ici cependant que je chercherai à entreprendre cette discussion; je me bornerai à présenter des faits essentiels, la marche principale des correspondances, et à donner les résultats généraux que pourrait amener une dissertation assez étendue pour comprendre tout ce qui a rapport à ce sujet. Démontrer les lésions principales, la possibilité de ces lésions, leur existence même sans que souvent aucun signe apparent les annonce; voilà notre but. Ce but intéresse tellement l'humanité et la science, que nous osons espérer qu'il fixera bientôt l'attention des médecins et de tous ceux qui se livrent à l'étude de la nature. Le public, déjà frappé par la multiplicité des faits qui sont à sa portée, devance par son jugement celui qui ne doit résulter que d'un examen approfondi.

Le parti que j'ai pris de répandre, à différentes époques, des écrits qui attirent l'attention sur l'ordre sympathique de nos organes, m'a mis dans le cas de recevoir quelques questions qui me prouvent chaque jour combien de médecins sont encore loin de ce que l'expérience déjà acquise nous met dans le cas d'expliquer. L'observation citée dans mon Premier Coup-d'œil (1) d'une femme qui a cessé d'être

---

(1) *Coup-d'œil physiologique sur la Folie*, etc. — Brochure in-8°. — Prix, 60 c., et 70 c. franc de port. — A Paris, chez *D. Colas*, imprimeur-libraire, rue du Vieux-Colombier, N° 26, faubourg Saint-Germain.

folle après avoir rendu un ver solitaire, a donné lieu à des objections qui en sont une preuve. Voici une des questions auxquelles cette observation a donné sujet: Est-ce la frayeur qui a fait naître le ver?—Deux faits vont me servir pour répondre à cette demande. Un homme condamné à mort, et subitement affecté de convulsions dans lesquelles il mourut, fut ouvert peu de tems après ; je trouvai dans quelques parties des intestins des matières très-liquides d'un vert foncé ; le cœcum en présentait sur-tout une grande quantité. Je fus fort surpris de voir que dans ces viscères, où je trouvai un grand nombre de vers ascarides et tri-churides, il y eût des excoriations encore sanglantes, des points enflammés là où étaient les matières vertes, desquelles s'étaient retirés tous les vers, tandis que j'en trouvai beaucoup dans les matières qui avaient une couleur différente.

M. *A*..... m'a rapporté, il y a quelque tems, qu'un de ses proches parens, pour lequel il venait me con-sulter, par suite d'une frayeur était devenu épilep-tique. Les accès, m'a-t-il dit, ont sur-tout lieu quand la lune est nouvelle, et souvent sont précédés de vomissement de matières vertes. Un jour le malade ayant vomi un flocon de matières où l'on croyait voir quelque corps en mouvement, M. *A*....., l'examina au microscope et y distingua de très-petits corps qui s'agitaient, lesquels il prit pour de petits vers.

Si l'on joint à cette observation celles qui sont rapportées par divers auteurs, une qui vient de m'être communiquée de Nantes par un mémoire, et plusieurs autres qui me sont propres, lesquelles portent que des affections vermineuses se sont fait sentir ou se manifestent à des époques déterminées du cours de la lune, avec des symptômes nerveux; si on médite sur ces observations et sur celles que j'ai citées dans mon premier ouvrage (2), et qu'on lie ces faits à tous ceux qui indiquent la correspondance des organes entre eux, on sera sans doute conduit à penser que 1°. les affections violentes de l'âme portent un changement plus ou moins grand dans la nature de la bile; 2°. que ce changement est une cause d'irritation pour l'estomac et les intestins; 3°. que les vers, irrités par cette liqueur, cherchant à se retirer, à la fuir, s'attachent ou peuvent s'attacher à l'organe qui les contient; qu'ils irritent cet organe, le lacèrent et concourent à produire les symptômes violens qui succèdent souvent à la frayeur; 4°. que si aucune cause ne venait irriter ces animaux, ils continueraient comme auparavant à vivre paisibles; 5°. que les causes qui troublent l'organe biliaire pourraient bien donner lieu à la procréation des vers; 6°. que la susceptibilité exaltée des organes abdominaux peut les rendre plus sensibles aux influences lunaires; 7°. que les vers semblent agités en quelques cas par ces influences; 8°. que malgré l'obscurité fréquente des symptômes qui indiquent que les organes du ventre prennent une grande part aux maladies nerveuses, continues, périodiques ou intermittentes, ces organes semblent cependant former un des anneaux principaux de la chaîne que suivent les causes de ces maladies; 9°. que ces causes sont en grand nombre, les unes en nous et les autres dehors de nous; 10°. que les plus importantes consistent dans le trouble survenu dans l'harmonie du jeu de nos organes, et dans notre

---

(2) *Médecine éclairée par l'observation et l'ouverture des corps.* — Deux vol. in-8°. — Prix, 10 fr., et 12 fr. 50 c. franc de port par la poste. — A Paris, chez *D. Colas*, impr.-libr., rue du Vieux-Colombier, N° 26, faubourg Saint-Germain.

manière de correspondre avec tout ce qui nous environne.

Pour prouver par divers faits la théorie que je viens de présenter, je vais rapporter quelques observations prises parmi celles qu'on m'a communiquées depuis quelque tems.

Première observation.

J'AI lu avec d'autant plus de plaisir votre coup d'œil, sur la folie, m'écrivait M. *Bleynie;* jeune médecin, qui depuis plus de six ans est attaché à l'Hospice des aliénés de Charenton, que j'y ai lu en peu de mots ce que je trouve tous les jours sur les cadavres. En voici une preuve nouvelle.

Aujourd'hui....... MM. *Deguise, Royer-Collard* et moi, avons ouvert le corps de...... Cette femme fut conduite dans cet hospice, il y a environ deux mois pour cause de manie. Aucun des remèdes qu'on lui a administrés n'a pu calmer un vomissement de matières noirâtres qu'elle éprouvait depuis lors, ni diminuer sa violente agitation. Avant-hier enfin elle succomba sans avoir éprouvé de soulagement; à l'ouverture de son cadavre, nous n'avons pu découvrir aucun signe de lésion dans le crâne, le cerveau et la poitrine. L'estomac contenait beaucoup de matières semblables à celles qui chaque jour étaient rendues par le vomissement; l'ouverture du pylore était très-étroite, et cette partie de l'estomac était dure comme les squirrhes; le premier intestin paraissait affecté intérieurement; le foie, très-volumineux; la vésicule du fiel fort distendue par une bile épaisse et noirâtre, ainsi que par 96 calculs de forme exagone et du volume d'un grain de faîne environ. La rate était volumineuse....

Deuxième observation, par le même médecin.

L'importauce qu'attachait le bon M. *Gastaldy* à l'observation suivante, recueillie sous ses yeux, me détermine à la joindre à quelques autres du même genre que je vous envoie.

Un homme placé dans cette maison pour y être traité d'une folie continuelle et même furieuse, prit un grand nombre de remèdes, fit usage des baihs et des douches sans aucun succès; le défaut de résultats favorables nous avait même décidés à suspendre tous ces moyens. Un jour M. *Gastaldy* et moi, faisant la visite, nous fumes frappés de voir un ver lombric appliqué contre un mur avec des excrémens que ce malade y avait jetés. Éclairé par cet événement, notre respectable médecin en chef fut d'avis d'administrer les anti-vermineux; la saillie des muscles de la face, la dilatation des pupiles, l'habitude de cet homme de mâcher de la paille, la petitesse et le resserrement du pouls, signe qui peuvent suggérer l'idée qu'une maladie est compliquée d'affections vermineuses, nous déterminèrent à ce moyen. A des doses ordinaires, les anti-vermineux ne parurent produire aucun effet; mais à des doses plus considérables, ils furent suivis de l'émission de quelques vers lombrics par l'anus. Ce traitement continué pendant quelque tems fut couronné par la guérison, qui se soutint de telle manière qu'après un mois d'épreuve, cet homme rentra dans sa famille et reprit son commerce de marchand fruitier. Dix mois se passèrent dans le calme le plus parfait; mais à cette époque, on vit reparaître l'état de folie, ce qui obligea les parens de cet homme à le conduire de nouveau à Charenton. En vain on employa dans cette circonstance les anti-vermineux, et même à haute dose : la manie persévéra jusques à la mort, dont l'époque a été très-rapprochée. L'ouverture du cadavre ne nous fit découvrir aucune lésion dans toute la tête ; nous ne vîmes rien de particulier dans la poitrine ; mais nous fumes très-surpris en visitant l'intestin cœcum de trouver un ver lombric fort long, engagé dans son appendice dont l'extrémité était excoriée.

Troisième observation, par le même.

Le 8 Août 1805, on reçut à l'hospice de Charenton, le nommé D***, affecté de symptômes d'hypochondrie et de manie ; il éprouvait très-fréquemment des mouvemens convulsifs de la face et des autres parties du corps : quelques purgatifs donnés les premiers jours produisirent un peu de calme. On administra les bains et les douches sans remarquer aucun effet ; ce qui nous porta à les discontinuer, d'autant plus que la saison n'était point favorable. Les préparations antimoniales employées ensuite n'agissant pas mieux, on les cessa aussi. L'appétit extrêmement irrégulier ; la maigreur fit des progrès, et dans la nuit du 17 au 18 janvier la mort mit fin à ce triste état. En procédant avec soin à l'ouverture du corps, nous ne distinguâmes rien de particulier dans les régions supérieures au diaphragme ; l'estomac et les intestins, de couleur naturelle à leur surface extérieure, étaient dilatés par beaucoup de matières et par des gaz ; les gros intestins, surtout, étaient tellement gorgés de ces matières, que le cœcum avait été entraîné par son volume dans le petit bassin qu'il remplissait ; les matières qu'il contenait se montraient parsemées d'une quantité considérable de vers ascarides ; un grand nombre de ces insectes était fourré dans les villosités de la tunique muqueuse, de telle manière qu'on avait peine à les en détacher avec le scalpel.

Quatrième observation, par le même.

M. N***, d'un tempérament bilieux et sanguin, entraîné par un désir insatiable d'augmenter encore une fortune qui eût pu faire le bonheur de beaucoup de gens raisonnables, livrait son esprit à des spéculations continuelles : sa raison le quitta si bien qu'il devint tout à fait fou; devenu tel au milieu des gens qu'on dit sages, il recouvra le bon sens parmi les insensés de Charenton. Rentré dans le monde il oublia les sages leçons qu'on entend chez les maniaques, par lesquelles on seconde si bien leur guérison, qu'il est souvent si difficile de leur faire comprendre, et dont s'acquitte si bien le respectable directeur de cette maison, M. *Decoulmiers,* enfin notre ambitieux n'avait qu'un pas à faire pour rentrer dans l'état d'où M. *Decoulmiers* l'avait arraché : ce pas fut fait. Malgré sa démence, ce malade demanda lui-même à être conduit de nouveau à Charenton. Les délayans et les purgatifs furent suivis d'un calme de peu de durée, et les accès devinrent si violens, que dans une chûte que fit cet homme en délire, il se fractura le col du fémur. Cet accident ne diminua point la maladie et la mort en fut promptement la suite.

A l'ouverture du cadavre, le cerveau nous parut sain, l'une de ses enveloppes nous sembla seulement un peu plus épaisse sur un point; le crâne n'avait rien d'extraordinaire : mêmes dispositions pour tous

les viscères de la poitrine ; l'estomac était intérieurement enduit d'une couche de mucosité épaisse ,
tenace et noire ; en enlevant cette couche nous dé-
couvrîmes, et sur-tout vers le grand cul-de-sac , des
lésions assez graves. La même chose avait lieu sur
plusieurs points de la surface muqueuse des intestins ;
le cœcum était gorgé de matières dans lesquelles on
voyait beaucoup de vers trichurides ; la vésicule du fiel
était distendue par une abondante quantité de bile ;
la vessie et les uretères considérablement dilatés par
l'urine dont l'issue semblait avoir été empêchée par la
compression qu'exerçait le rectum gorgé de matières
sur la prostate et le col de la vessie.

Cinquième observation.

On lit dans le Journal de Médecine (volume 5 ,
pag. 232), qu'une jeune fille de Langres fut atta-
quée tout-à-coup de symptômes très-surprenans d'histérie , de danse de Saint-Guy, de manie et de convulsions. M. *Robert*, médecin en chef des hospices
de cette ville , et auteur de cette observation , appelé
au secours de cette malade, employa divers remèdes,
qui n'arrêtèrent point le cours de cette affection ; un
bol composé de trente grains de séné en poudre ,
de six grains de diagrède, de six grains de jalap et
de huit grains de muriate mercuriel doux, produisit
de copieuses évacuations, et celle sur-tout de plusieurs petits vers ronds et courts. Le muriate de
mercure doux continué pendant quelques jours et
des lavemens anthelmintiques, firent encore rendre
un grand nombre de vers ascarides, et la malade
guérit parfaitement.

Sixième observation.

L'Auteur de l'observation précédente, en me communiquant la satisfaction avec laquelle il a lu le *Coup d'œil physiologique sur la folie*, m'annonce qu'il traite une jeune Dame qui depuis un an est dans un état d'histérie, de manie, parfois d'hypochondrie très-particulier. *Plusieurs fois*, m'écrit ce praticien, *je lui ai administré les anthelmintiques avec succès, et je suis parvenu à lui faire rendre par les selles des strongles et des portions de tœnia ; aussi espéré-je d'heureux résultats de ce traitement.* M. Robert est un de ceux qui ont reconnu par la pratique et l'observation exacte le pouvoir éminent des viscères du ventre dans beaucoup d'affections compliquées de désordres des opérations de l'esprit; observateur zélé et judicieux, il sera sans doute un de ceux qui arracheront les médecins à l'ignorance sur ce sujet.

Septième observation.

Le docteur *Ginet*, mon ami, homme d'une grande modestie, et doué d'un esprit très-sain, qui exerce la médecine à Lyon, s'exprime ainsi dans une lettre qu'il m'a adressée depuis peu : « Je partage avec plusieurs de nos confrères de cette ville, avec lesquels nous avons parlé de tes écrits, les idées que tu viens de manifester dans ton *Coup d'œil sur la folie.* Tu vas au fait, sans suivre les traces de ces médecins qui n'ont d'autre mérite que d'avoir décrit quelques espèces de maladie ; je vois avec plaisir que tu rends beaucoup aux fluides, et que, tout en appelant l'attention sur la part que prennent souvent les vers aux maladies nerveuses, tu ne donnes pas cette cause pour la seule de la folie, quoique

j'aye par devers moi plusieurs faits qui me convain-
quent du besoin de ne jamais perdre de vue cette
grande cause. Voici un de ces faits, il est très-récent.
Une fille de 30 ans fortement constituée, d'un tempérament bilieux, était sujette à de violentes migraines, qui duraient trois et quatre jours, et à des
symptômes histériques très particuliers, qui constras-
taient avec sa forte constitution; une infinité de remèdes tant émétiques, purgatifs qu'anti-spasmodiques
lui avaient été donnés sans succès; enfin méditant
sur tes observations et sur celles qui me sont particulières, j'eus recours aux vermifuges; pendant
leur administration la malade rendit beaucoup de
vers; depuis lors elle a repris sa santé naturelle, et
ne se plaint d'aucun trouble. **MM.** les docteurs
Petetin et *Parat*, dit encore M. *Ginet*, particuliérement ce dernier, m'ont communiqué des faits qui
tendent parfaitement à justifier les vues que tu as
manifestées sur ce sujet, et je pense qu'il t'est facile
d'accumuler des preuves de ta doctrine, soit en
rapprochant les observations qu'on trouve dans les
livres, soit en recueillant celles des praticiens qui ne
publient point les faits qui leur sont propres.

Huitième observation, par M. Bleyñie.

M. G***, sexagénaire, avait un caractère violent,
une imagination ardente, et malgré son âge se livrait
à des travaux de l'esprit et du corps très-fatigans.
Tout-à-coup frappé d'un délire très-fort, il fut le
second jour de sa maladie conduit à l'hospice de
Charenton, c'était le 12 Frimaire an XIV; il était
tellement furieux à cette époque, qu'il se jeta sur les
infirmiers pour les mordre et les déchirer. Dix jours
se passèrent dans le même état; survint le dévoie-

ment et un peu de calme, mais ce calme fut de peu de durée, car au bout de trois jours ce malade succomba dans de violentes convulsions. Voici ce que nous remarquâmes à l'ouverture du cadavre : absolument rien dans toute la tête ni dans la poitrine ; l'estomac et les intestins, vus extérieurement, ne semblaient point altérés, leur couleur même était très-pâle ; cependant le premier de ces viscères offrait presque dans toute l'étendue de sa surface interne des points noirâtres, et à sa grande courbure, près son cul-de-sac, une rougeur inflammatoire avec excoriation de la largeur d'un écu de 6 fr. avec un grand épaississement de la tunique muqueuse. On trouvait des altérations de la même nature dans les intestins ; l'iléon sur-tout présentait des taches si rouges, qu'on eût cru qu'elles étaient le résultat de l'injection du sang le plus vermeil ; on trouvait beaucoup de matières encore solides dans ces organes. La vésicule du fiel contenait beaucoup de bile, très-épaisse et fort noire.

Neuvième Observation, par *M.* Bleynie.

LE nommé *C****, d'un tempérament bilieux, n'avait éprouvé d'autre maladie qu'une fièvre bilieuse. Surpris de coliques, il refusa tous remèdes ; les coliques persévérèrent avec constipation et nullité presque continuelle d'appétit ; la peau devenait jaune et le caractère farouche ; sans aucun sujet connu, il cherchait querelle à ceux qui l'environnaient ; tout l'ennuyait ; sa femme, avec laquelle il vivait en paix depuis un grand nombre d'années, qui n'était plus jeune, et qui ne lui fournissait aucun sujet de plainte, fut par lui accusée d'infidélité ; la cruelle jalousie s'alluma dans son esprit ; enfin, cet état de manie augmenta à un tel point , il devint si méchant, si furieux qu'on fut contraint de le conduire à Charenton pour y être traité. La première nuit de son séjour dans cet hospice il fut très-agité et se fit plusieurs contusions , en cherchant , disait-il , à éviter son sort fatal , qui était *d'être plongé dans le fleuve du Styx , comme le fut Achille par sa mère Thétis.* Le lendemain ce malade fut saigné et mis aux boissons adoucissantes ; deux jours après on l'émétisa , puis on lui fit passer deux purgations ; les évacuations furent très-abondantes ; le calme se rétablit , et notre malade , ne pensant plus à la jalousie , reprit son caractère naturel et sortit guéri en continuant l'usage des délayans qu'on lui avait prescrit afin de prévenir de nouveaux désordres.

Il me serait facile de citer un nombre bien plus considérable d'observations du même genre ; soit de gens morts dans la manie , soit de gens guéris par des traîtemens spécialement dirigés sur les organes du ventre. Un précieux manuscrit déposé dans les mains de la Société de l'Ecole de Médecine de Paris, après la mort de M. *Fortassin* , qui en est l'auteur , et qui a succombé au moment le plus important de ses travaux, contient une foule de faits de même espèce, qui tous constatent l'influence que peuvent exercer les viscères du ventre sur l'organe de la pensée , et apprennent souvent que les maladies les plus étonnantes ont eu pour cause des vers dans l'estomac et les intestins. Ce manuscrit, dont MM. *Cuvier* et *Laenec* ont été chargés de rendre compte à la Société de Médecine, m'a été communiqué, et j'en ai recueilli quelques observations très-remarquables, parmi lesquelles sont les suivantes.—Un homme qui souffrait cruellement de douleurs de dents très-opiniâtres depuis deux semaines, rendit beaucoup de vers ascarides et fut guéri.—Plusieurs faits confirment l'avis d'*Hippocrate* et de *Van-Swieten*, touchant les troubles que causent les vers, le soir, dans certaines phases de la lune, et l'automne sur-tout. On y trouve cette phrase : Il ne s'est pas montré, a dit *Pechlinus*, de genre de maladie si extraordinaire et si terrible qui ne puisse être suscitée par les vers ; aussi a-t-on souvent accusé de sortilége, de possédé du démon ceux qui étaient en proie à ces êtres.... *Vandenborch* dit qu'un adolescent de seize ans, vigoureux, avait une teigne qui occupait tout le cuir chevelu ; ses parens lui firent pendant très-long-tems employer les remèdes les plus accrédités sans succès ; il survint une éruption psorique. Ces deux maladies ne cessèrent que quand quelques lombrics furent bannis du tube intestinal. —Une fille de onze ans tomba dans une léthargie qui lui fut funeste, après 40 heures. On ne trouva pas d'état maladif du cerveau ; il y avait douze petits vers oblongs conglobés dans l'intestin grêle enflammé.— Un enfant était paralytique, et éprouvait les sensations les plus douloureuses au moindre mouvement qu'on lui donnait ; l'usage des anthelmintiques continué long-tems, le délivra de beaucoup de vers et de sa maladie.—*Hoffman* rapporte l'histoire d'un écolier qui éprouvait des symptômes nerveux très-variés et aussi violens ; les antispasmodiques furent inutiles ; enfin les vermifuges employés, il rendit beaucoup de lombrics et guérit.—Un enfant de 15 mois, à peine sévré, eut un premier accès d'épilepsie, la fièvre et la diarrhée pendant quelque tems ; au mois de Mai, exposé à un vent très-froid, après avoir mangé des gâteaux sucrés, il fut saisi d'un tremblement universel qui ne cessa pas même pendant le sommeil ; le côté gauche en était plus affecté

que le droit ; il y avait soif , chaleur , dégoût des alimens et d'autres symptômes plus graves. Les vomi-
tifs , les tempérans , les cathartiques furent inutiles.
Les anthelmintiques employés , un lombric fut évacué,
et au 14ᵉ jour le malade guérit.—*Schaffer* parle d'une
fille de treize ans , qui affectée de catalepsie, fit usage
de beaucoup d'alexipharmaques , vomit un ver et
guérit.—*Swieten* dit qu'une femme remuant des mar-
rons , qu'elle faisait cuire dans une poêle , resta ca-
taleptique tout-à-coup ; elle vomit , en la présence
de ce médecin , deux vers , et bientôt après reprit son
travail. — *Heister* rapporte qu'une demoiselle adulte ,
morte dans le tétanos , ayant été ouverte , on trouva
des vers dans l'estomac , dont l'ouverture supérieure
était corrodée et sanguinolente.—*Barrière, Laurent* et
plusieurs autres auteurs rapportent des faits de cette
nature sur différens sujets , dans des âges différens, et
après des circonstances très-variées.—*Wegelin* donne
une observation qui semble comprendre toutes les pré-
cédentes ; c'est-à-dire celle d'une fille de treize ans ,
qui éprouvait des convulsions , des symptômes de
tétanos , d'épilepsie, de danse de Saint - Wit , de
manie ; les purgatifs parurent augmenter le mal ,
les anthelmintiques furent même souvent sans succès ; les eaux de Niédenbron , le sulfate de magnésie
dans une infusion de rhubarbe , continués pendant
quelque tems , la malade rendit beaucoup de lombrics dont quelques-uns en vie. Les mêmes remèdes
continués , l'évacuation des vers se soutint , et la
malade guérit parfaitement. Un enfant de sept ans.,
privé tout-à-coup de la vue et de tous les autres
sens, resta dans un état de stupeur et prêt à expirer ;
il rejeta deux lombrics et guérit en peu de jours. —
Bérenger parle d'un enfant qui , vers le déclin de la
lune , avait une difficulté de parler ; il rendit deux

lombrics et tout rentra dans l'ordre.—*Alexandre Béné-dictus* rapporte qu'une fille de la famille de *Cornélie*, en Crète, fut muette pendant huit jours ; elle rendit quarante vers contournés dans des excrémens, et re-prit son état naturel. Une femme éprouva pendant deux ans de violentes convulsions de la tête et des membres ; elle faisait des contorsions horribles, des gestes effrayans et scandaleux, on la disait ensor-celée ; peu de tems avant de mourir elle rendit par la bouche trois lombrics ; à l'ouverture de son corps on trouva les intestins plus ou moins altérés dans leur face interne ; ils logeaient des lombrics et beaucoup de matières muqueuses et fécales.

—M. *Fortassin* rapporte encore un très-grand nom-bre d'observations du genre de celles-ci, qui toutes tendent à démontrer le pouvoir éminent des organes du ventre sur tous les autres, et le besoin de diriger ses regards et les moyens curatoires sur ces organes dans toutes les maladies. Ces faits divers auraient dû, depuis long-tems dessiller les yeux des physio-logistes, et saisis par une main vigoureuse, sage et adroite, former une masse imposante sur laquelle on eût pu fonder une doctrine lumineuse, et toujours salutaire ; mais il n'en a pas été encore ainsi ; quoi-que chaque jour on joigne des faits à d'autres faits, on ne va pas au-delà pour les résultats qu'on peut en tirer.

M. *Bayle*, homme d'un mérite distingué, méditant sur le succès des évacuans dans la colique métallique, les a employés dans la colique histérique avec des avantages qui lui en font prévoir de nouveaux. D'au-tres médecins, frappés de l'utilité de l'émétique en beaucoup de cas, et de celui des évacuans sagement administrés, bien choisis, convenablement dosés, donnés à propos dans des affections nerveuses, concourent par des observations de cette nature, à multiplier les faits qui tendent au but que je viens d'indiquer concernant l'ordre sympathique de nos organes. C'est après avoir médité sur ces faits divers, après les avoir rapprochés, que j'ai manifesté les vues que présentent mes divers ouvrages sur l'influence de l'estomac et des intestins. Ces vues, qui parurent exagérées au premier moment où je les présentai, prennent dans l'expérience, dans le raisonnement et dans leur rapprochement avec les pensées de quelques hommes de génie, un caractère chaque jour mieux prononcé et plus démontré; elles prêtent à plusieurs points de la médecine un appui énergique, et répandent dans toutes les branches de la science de l'homme, c'est-à-dire de la physiologie générale, une clarté qui concourt sans cesse à nous faire éviter ou franchir de grands obstacles.

Revenons actuellement au sujet particulier de cet ouvrage, qui est la recherche des causes directes de la folie. Lorsque nous annonçons, lorsque nous démontrons même que la lésion des organes muqueux de la digestion, comme l'estomac et les intestins, peut donner lieu au délire comme à une foule d'autres désordres des fonctions naturelles, peut-on supposer qu'il suffit d'agir sur ces organes pour guérir la manie? doit-on croire qu'on guérira toujours cette maladie en agissant seulement sur les viscères de la digestion? peut-on même penser qu'il suffira toujours de porter des remèdes dans ces viscères pour guérir les insensés, et que les lésions organiques restent circonscrites dans ces mêmes viscères?

Non sans doute; les vues que nous avons présentées sur les relations sympathiques de nos organes entre eux, sur leur commerce avec tout ce qui nous environne; la connaissance des troubles organiques que

peut faire naître le désordre sympathique d'une fonction , suffisent déjà pour faire porter un jugement
différent. Il faut, dans l'état de maladie comme dans
celui de santé, ne jamais perdre de vue les lois établies
par la nature : le mal, comme le remède , peut être
un moyen sympathique. Seulement on doit poser
en principe, que dans tous les cas, le siége des troubles essentiels doit fixer une grande attention ; tant
qu'on peut agir directement sur ce point, il faut le
faire ; il faut combattre là les causes qu'on peut y
attaquer plus positivement ; il faut sur-tout agir sur
ces viscères, quand tout remède appliqué sur d'autres ne parviendrait point, ou parviendrait trop len-
tement, au but qu'on doit se proposer d'après les
causes connues de la manie. Mais dès que toutes
les parties de notre corps correspondent entre elles,
dès que par un organe on peut agir sur un autre,
pourquoi négliger cette puissante ressource ? les
séns, l'entendement, quand il reste encore assez
libre pour percevoir les sensations, l'excitation de
la peau, les divers moyens qu'on peut administrer sur cet organe, doivent également être mis à
contribution. C'est ici le cas de faire sentir combien il importe que le médecin soit physiologiste et
instruit dans les sciences naturelles, s'il veut tirer un
parti avantageux de la masse des faits qui tendent à
l'éclairer sur la sympathie de nos organes. Ce n'est
qu'en face du malade, et pour le moment présent,
que le médecin le plus exercé peut exactement déterminer ce qui convient à chaque maniaque : Tout
ouvrage fait sur ce sujet ne peut devenir avantageux qu'en répandant de grandes vues, des principes généraux. Il y a mille particularités , mille
circonstances qui peuvent apporter des modifica-
tions dans le même remède ; le tempérament ,

l'âge, le sexe, le lieu, toutes les circonstances enfin qui peuvent provoquer quelque changement, doivent être pour le médecin des sujets d'après lesquels il réglera sa conduite. L'indocilité des malades, leur obstination fréquente à refuser remèdes et alimens, et tant d'obstacles divers, sont des difficultés qu'il faut combattre d'une manière différente, suivant l'état des caprices de chaque maniaque.

On peut diviser en deux points essentiels le traitement de la manie; l'un est la partie physique de ce traitement, l'autre la partie morale. Dans le premier cas, il faut se proposer ce qu'on doit chercher à exécuter dans le second, savoir : de changer la susceptibilité de l'estomac, des autres viscères du ventre, et celle du cerveau et des autres organes volontaires; les évacuans, les anti-vermineux doivent former un des points capitaux de cette branche; mais en ce cas encore on est obligé d'employer des remèdes qui peuvent nuire autant qu'ils peuvent être favorables; qui nuiront s'ils ne sont environnés de précautions qui obvient à l'irritation qu'ils tendent à développer; qui seront favorables dans le cas contraire. Il est hors de doute que si on pouvait évacuer l'estomac et les intestins; que si on pouvait combattre les vers sans irriter les parties sur lesquelles sont dirigés les remèdes, le traitement de la manie serait bien plus facile. En général il faut des évacuans très-actifs pour opérer suffisamment sur les viscères de la digestion, et si on ne sait saisir le degré convenable des remèdes, on peut par leur moyen faire beaucoup de mal, irriter trop souvent, ou pas assez pour favoriser les évacuations. Irriter trop tout-à-coup, c'est augmenter l'agitation. Combien il importe donc que le médecin ait de l'expérience, de la prudence et de grandes connaissances sur les lois de toute l'économie, s'il veut exécuter un traitement sage dans la manie; souvent il doit ne pas craindre de porter les évacuans à de hautes doses, quoiqu'il en résulte pour le moment un accroissement dans les symptômes; mais en ce cas l'homme éclairé alliera à propos les boissons tempérantes et mucilagineuses, les lavemens calmans, la saignée, les bains tièdes, les pédiluves et parfois les vésicans. La saignée, indiquée toutes les fois qu'il y a pléthore, devra être faite avec ménagement en cas contraire. Le bain froid, les douches, souvent funestes chez les sujets vigoureux, souvent causes d'apoplexie en répercutant le sang sur les organes profonds, ne devront être employés après la saignée que lorsqu'on ne craint point cet accident; sur des sujets affaiblis, de simples immersions dans l'eau froide; voilà à quoi doivent se réduire ces moyens. Les frictions sur la peau, l'exercice au grand air, dans un lieu bien sec ne seront peut-être jamais suivis d'accident, mais, encore une fois, ces procédés, ainsi que tous autres, seront accompagnés d'un succès d'autant plus grand, que leur action sera portée au degré convenable. Les meilleurs remèdes sont funestes quand ils sont mal administrés, et à des doses immodérées. Les vésicatoires, les sétons, indispensables peut-être quand il faut fixer sur la peau une cause ambulante, nuiront lorsque leur irritation, inutile d'abord, sera portée au point d'augmenter encore l'irritabilité des parties profondes par l'action sympathique des systêmes généraux.

Le second point du traitement de la manie, si vanté de nos jours, est une partie bien délicate, souvent impraticable, parce que les sensations ne sont plus possibles. Ce moyen est quelquefois suivi d'avantages étonnans. Son utilité, quand il est applicable, est telle que je crois même que dans des cas où les vers jouent un grand rôle pour la production des symptômes maniaques, le traitement moral peut être fort utile pour arrêter l'action funeste de ces animaux. La raison en est simple; en effet, si les vers ne tourmentent que parce qu'ils sont eux-mêmes tourmentés par des humeurs trop âcres; si ces humeurs sont telles par suite du pouvoir du moral sur les organes muqueux, pourquoi en agissant sympathiquement sur ces organes, en portant les forces intellectuelles à agir doucement sur le foie et sur la bile, et cette liqueur devenant moins irritante, les vers alors rendus à leur tranquillité naturelle ne cesseraient-ils pas de tourmenter les organes où ils vivent ? Comment concevoir autrement l'invasion d'une affection nerveuse, entretenue par les vers à la suite d'une sensation triste et violente, et la cessation de cette maladie dès que les vers sont détruits ou rendus à la tranquillité ? c'est toujours en vertu des mêmes lois que le désordre survient et que l'ordre se rétablit. Mais ce point du traitement de la folie, qui n'est qu'une conséquence de la correspondance des divers organes, demande tant de qualités rares de la part de celui qui en est chargé, exige la connaissance de l'esprit et du cœur humain à un si haut degré, demande un caractère si ferme si doux, si patient, si froid, qu'il est, et sera toujours une branche de la médecine mal remplie. Croit-on qu'une *voix de tonnerre*, qu'un physique effrayant soient des moyens si puissans, lorsque celui qui peut en faire usage n'a pas les autres qualités qui rendent celle-ci nécessaire ? ressource souvent stérile et de laquelle on ferait inutilement un grand éloge. Le traitement moral d'ailleurs n'est pas applicable à diverses espèces de manie, et pour en tirer avantage, il faut savoir le mettre à la portée du malade, en ne frappant ses sens et son esprit que par des procédés et un langage qu'il sente et qui l'émeuvent convenablement. Parmi les divers mémoires sur lesquels j'ai été appelé à donner mon avis depuis quelque tems, plusieurs concernent de grands personnages de l'Espagne et de l'Allemagne; j'ai été surpris de voir constamment les médecins prescrire d'environner ces malheureux de valets, tandis qu'il faudrait les entourer d'amis, de gens instruits, gais, aimables et philosophes sans austérité; il faut un caractère bien décidé à celui qui veut diriger un maniaque; mais il ne faut aucune sorte de dureté. Le grand point c'est de parvenir jusqu'à la confiance de son malade, de lui faire désirer des procédés doux et de le porter à redouter les procédés qui sont différens. Comment un ignorant, parce qu'il a une voix forte, peut-il atteindre ce but?

Je me résume. Pour traiter avec méthode et avec avantage la folie, il faut suivre la marche qu'a suivie la nature pour produire cette maladie, en agissant d'une manière tout-à-fait différente; recourir à tous les moyens sympathiques par lesquels on peut parvenir à ramener le calme dans les organes irrités, et la modération partout où l'équilibre est rompu; changer les qualités des humeurs, en favoriser le cours, en diminuer la quantité, et principalement porter son attention sur l'irritabilité des organes du ventre. Peut-être bientôt plus instruits sur les choses particulières qui concernent le principe de vie, relativement à son cours au-dedans et au-dehors de nous, trouverons-nous des moyens seulement soupçonnés par des gens qui cherchent la vérité par-tout où elle habite, pour seconder ces premiers remèdes par des mouvemens sympathiques. Jusques-là, suivons une marche

rigoureuse, imitons sans cesse, sans cesse observons la nature, travaillons à calmer les organes
digestifs, génitaux, et si nous sommes assez bien
guidés pour parvenir aux causes qui tourmentent ces
organes, et par eux les sens, le cerveau, tout le
système moteur; nous parviendrons souvent à guérir
une maladie qui condamne chaque jour un grand
nombre de malheureux à vivre dans des cachots,
rejetés de la société.

Ce n'est point un espoir téméraire, une pro-
messe sans fondement que nous venons faire aujourd'hui aux familles qui comptent des aliénés parmi leurs membres, en leur annonçant qu'un grand
nombre des fous qui vit ignoré dans de sombres
retraites peut être rendu à la société, mais c'est
par expérience et d'après le raisonnement le mieux
fondé, que nous encourageons les médecins et les
parens des malades à faire de nouvelles tentatives
pour la guérison, lors même qu'on l'aurait déjà
tentée pendant long-tems, sans avoir suivi la marche
que nous conseillons dans le traitement de la manie.
On ne réussira vraisemblablement pas toujours, mais
souvent on aura du succès en suivant une telle
marche dans les cas où des méthodes irréfléchies
et bannales auraient été infructueuses. Que le médecin n'adopte aucune méthode exclusive, s'il veut
parvenir souvent au but qu'il doit se proposer; qu'au
contraire il sache adroitement combiner tous les
moyens usités, vantés, et même ceux qu'on a aban-
donnés, parce que, mal administrés, on a eu à s'en
plaindre.

OUVRAGES DU MÊME AUTEUR :

COUP-D'OEIL PHYSIOLOGIQUE SUR LA FOLIE, *ou* Réflexions et Recherches analytiques sur les causes qui disposent à cette maladie, et sur celles qui la déterminent et qui l'entre-tiennent ; suivies des diverses méthodes qu'il faut employer dans son traitement en raison de ces causes. Ce sujet est traité sous des points de vue nouveaux : c'est une exposition succincte de faits déjà connus, et de faits découverts depuis peu sur les cadavres, particuliérement dans les viscères du ventre où l'on trouve les causes essentielles de cette maladie. — Brochure in-8°. — Prix, 60 c., et 70 c. franc de port.

MÉDECINE ÉCLAIRÉE PAR L'OBSERVATION ET L'OU-VERTURE DES CORPS. — Deux gros vol. in-8°. — Prix, 10 fr., et 12 fr. 50 c. franc de port.

ESSAI PHYSIOLOGIQUE SUR LA SENSIBILITÉ. — Un vol. in-8°. — Prix, 3 fr. 50 c., et 4 fr. franc de port.

Ces divers Ouvrages se trouvent aux mêmes adresses que celui-ci.

9 782014 035827